THÉORIE

CONCERNANT

LES MOUVEMENS

DES

VOLTIGEURS.

Cette Théorie étant ma propriété, et les formalités voulues par la loi ayant été remplies, je déclare que je poursuivrai tout contrefacteur.

F. Verronnais

THÉORIE

CONCERNANT

LES MOUVEMENS

DES

VOLTIGEURS.

Par A. CERF, Capitaine de Voltigeurs au 9.ᵉ Régiment d'Infanterie
de ligne.

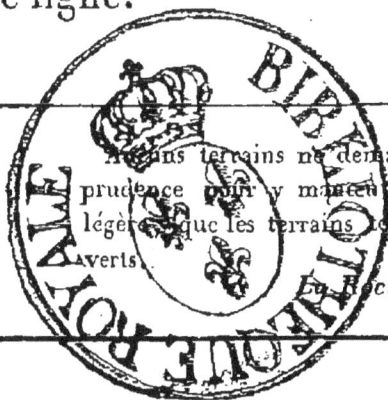

Aucuns terrains ne demandent plus de
prudence pour y manœuvrer l'Infanterie
légère que les terrains tout-à-fait décou-
verts.

La Roche-Aymon.

A METZ,

Chez VERRONNAIS, Imprimeur-Libraire pour les
Troupes de toutes Armes, place de l'Hôtel-de-ville.

1825.

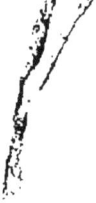

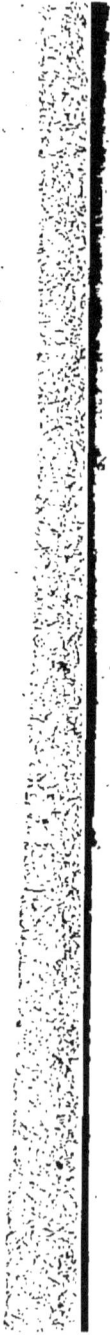

THÉORIE

CONCERNANT

LES MOUVEMENS

DES

VOLTIGEURS.

L'INSTITUTION des voltigeurs leur donnant deux rôles à jouer en campagne, comme troupe de ligne et comme troupes légères, il est indispensable de leur enseigner ce qui suit :

1.º L'école du soldat.

2.º —— de peloton.

3.º —— des tirailleurs en plaine.

4.º De l'école des tirailleurs dans les pays couverts et dans les bois (a).

5.º De la construction, attaque et défense des fortifications de campagne.

6.º Du tir à la cible.

7.º Des sonneries.

8.º De natation.

9.º D'escrime.

Quoique les fusiliers admis dans les compagnies d'élite, connaissent déjà les deux premières écoles, puisqu'ils ont au moins un an de service, les officiers de voltigeurs n'en seront pas moins chargés de les perfectionner dans cette instruction ;

(a) Voyez Duhême, La Roche-Aymon, Frédéric II, annales militaires. (*Réflexions du général Thiébault.*

mais l'école des tirailleurs étant la
plus difficile et la plus longue,
puisqu'il faut rendre les hommes
adroits, rusés, agiles, vigilans, etc.,
on les exercera deux à trois fois
par semaine; ces jours là, ils seront
séparés du bataillon (*a*). Quand ils
sauront bien manœuvrer en plaine,
on passera à la 4.ᵉ et 5.ᵉ leçon.
On aura pour principe invariable
de ne leur apprendre que ce qui
est utile à la guerre (*b*).

_____

(*a*) On sent aisément qu'il est plus difficile de bien diriger des hommes épars que
si on les avait pelotonnés sous la main. Cela
démontre assez clairement combien il est
utile d'exercer les tirailleurs et de les ployer
à l'obéissance la plus passive.

(*b*) La Roche-Aymon, Duhême.

L'adresse étant une des plus précieuses qualités du tirailleur, il serait urgent que le gouvernement donnât des cartouches pour l'exercer tous les quinze jours au tir à la cible (*a*). Afin de donner plus d'émulation aux hommes, on exempterait de corvée ceux qui atteindraient le but, ou la cible autant de fois qu'ils auraient de coups à tirer. Outre cela, on décernerait

---

(*a*) Outre leur soixante cartouches, les voltigeurs auront à l'armée une quinzaine de balles qu'ils emploieront contre des masses d'infanterie ou de cavalerie. Cette grêle de projectiles, lancés de très-près, fait un mal prodigieux ; j'en ai vu le terrible effet dans plusieurs circonstances.

tous les ans un prix au plus adroit de chaque bataillon.

En automne, on travaillera à la construction des fortifications passagères, plus encore pour l'instruction des officiers que pour celle des soldats. Ces travaux seront inspectés par le colonel. Dans les places, le génie fournira les outils nécessaires.

Les sonneries sont les plus importantes ; les voltigeurs doivent les concevoir aussi aisément que les commandemens faits de vive voix (a).

(a) L'ordonnance n'accordant que deux clairons, on en aura un troisième comme élève. Il est presqu'indispensable que les officiers de section en ayent chacun un pour répéter les signaux. Dans une forte fusillade on entend difficilement nos clairons. Les

Dans la belle saison on ira fréquemment à l'école de natation. Les plus habiles nageurs instruiront les plus faibles sous la surveillance de l'officier de section (a).

A la cessation des grands exercices, tous les voltigeurs, sans exception, iront à la salle d'escrime.

PREMIÈRE PARTIE.

Mouvemens des voltigeurs en plaine.

RÈGLES GÉNÉRALES.

Les compagnies, en tirailleurs,

---

voltigeurs anglais ont un instrument que j'adopterais volontiers; il ressemble beaucoup au bugle, et il s'entend très-distinctement à une demi-lieue à la ronde.

(a) Le roi de Prusse vient d'exiger, par

seront divisées en trois sections,
dont l'une sera en réserve comman-
dée par le capitaine , quand il s'ab-
sentera momentanément pour se
porter sur la ligne où il juge sa
présence nécessaire, le sergent-
major le suppléera. Dans une école
d'instruction, on peut figurer cette
section.

Quand on sera formé sur trois
rangs, on déploiera et l'on manœuvrera sur trois lignes ; quand on ne
le sera que sur deux, on déploiera
et l'on manœuvrera sur deux.

Dans les déploiemens on ôtera la

une ordonnance, que toute son armée, depuis le simple soldat jusqu'au général , ap-
prenne à nager.

bayonnette; dans les ralliemens on la remettra constamment (a).

DES DÉPLOIEMENS.

1.er DÉPLOIEMENT.

Déployer une compagnie sur la pre-mière file de gauche.

Je suppose que sa force soit de vingt files, que sa droite doive s'étendre jusqu'à l'arbre *b* distant de soixante toises environ du point *a* où elle appuie sa gauche (*Voyez planche* 1.re, *fig.* 1.re) Pour embrasser cette étendue, les files de-

---

(a) Duhême veut que l'on ôte la bayon-nette du canon; La Roche-Aymon, qu'elle y reste permanente.

vant s'espacer de 9 en 9 pas, on la déploiera par les commandemens ci-après :

1.º *A droite à 9 pas formez la ligne.*

2.º *Par le flanc droit, à droite.*

3.º *Marche,* ou pas de course, *marche* (*a*).

Au deuxième commandement, la compagnie fera à droite, excepté la première file de gauche qui ne bougera.

Au troisième, la première file de

(*a*) Le pas de course ne peut avoir de degré de vitesse déterminé; sa vivacité dépendra des circonstances. Le pas ordinaire n'étant point admis dans l'école des tirailleurs, il sera inutile de précéder le commandement *marche* de *pas accéléré.*

droite que le sous-officier de remplacement dirigera sur l'arbre *b*, se portera en avant; après qu'elle aura fait neuf pas, la deuxième commencera son mouvement; - la troisième en fera de même à l'égard de celle-ci, et ainsi de suite jusqu'à la gauche.

Les files auront soin de marcher sur les traces de celles qui les précèdent, et de conserver la distance qu'on leur a prescrite. Dès que l'avant-dernière file aura fait ses neufs pas, on sonnera : *Tenez bon* (*a*); les files feront halte et

_____

(*a*) Les sonneries de l'ordonnance, au nombre de cinq, étant insuffisantes, j'en ai adopté quelques autres qui m'ont paru indispensables. (*Voyez le cahier des sonneries*).

front, et afin de ne point se gêner
dans les feux de pied ferme, les
hommes des deuxième et troisième
rangs prendront, en couvrant leurs
files, deux à trois pieds de distance de leur poitrine au dos de
l'homme qui les précède. Les troisième, quatrième sergens, ainsi que
le fourrier, dans tous les déploiemens, se placeront au centre et
serviront de guides.

Le sergent-major dans les manœuvres, figurera la réserve.

Chaque officier veillera au déploiement de sa section.

2.ᵉ DÉPLOIEMENT CENTRAL.

Pour se déployer sur le centre,
on commandera :

1.º *Sur le centre* (à tant de pas) *formez la ligne.*

2.º *A droite, à gauche.*

3.º *Marche,* ou pas de course, *marche.* (Voyez pl. 1.ʳᵉ, fig. 2).

Au deuxième commandement, les sections feront à droite et à gauche, et au troisième, elles se déploieront d'après les principes expliqués pour le déploiement sur une des ailes. Dès que les deux files du centre auront pris leur distance, on commandera : *halte* et *front,* en sonnant *tenez bon.*

Il est aussi aisé de déployer sur toute autre file intérieure. Si l'on avait, par exemple, une fois plus de terrain à embrasser à gauche qu'à droite, au lieu de porter le peloton au point central de la ligne, on déploierait sur la première file de gauche de la première section, en supposant le péloton divisé en trois sections. Dans ce cas, la première section s'arrêterait à la voix de son chef.

Si ces déploiemens se comman-dent le peloton marchant en batail-le, les files s'ouvrent successivement en prenant une direction dianogale, et au commandement d'en avant, elles se dirigent perpendiculaire-ment en suivant les principes qu'on expliquera dans la marche en ba-taille.

3.e Déploiement.

Si le peloton marchait par le flanc, la droite en tête : qu'il dût se former en ligne et prolonger sa gauche jusqu'au moulin B, (*Voyez pl.* 1.ʳᵉ, *fig.* 3), distant de quatre-vingts toises du point A, où il appuie sa droite; les files devant s'espacer de douze en douze pas, on commandera:

1.º *En ligne* (à 12 pas) *formez la ligne.*

2.º *Marche* (ou pas de course) *marche* (Voyez pl. 1.ʳᵉ, fig. 3).

Au deuxième commandement, l'homme de droite continuera à marcher devant lui jusqu'au point A, où il sera arrêté par le sous-officier de remplacement; les deux hommes de sa file le suivront et s'établiront derrière lui : les autres files avanceront presque entièrement l'épaule droite et se porteront diagonalement sur la ligne en s'espaçant tel qu'on le leur a ordonné ci-dessus.

Si ce mouvement ne s'exécutait pas de pied ferme, la première file de droite, au lieu de s'arrêter, continuerait à marcher en avant, et les autres rabattraient beaucoup plus à droite; les files se déploieraient au pas de course et reprendraient le pas de la droite en arrivant en ligne.

Si l'on ordonnait de commencer le feu, les files feraient feu successivement en arrivant sur la ligne et combattraient en avançant, tel qu'on l'expliquera dans la marche en bataille.

Si le peloton marchait par le flanc gauche, on commanderait :

1.º *En ligne* (à tant de pas), *formez la ligne*, *etc.*

Toutes les fois qu'il s'agira de s'étendre entièrement sur sa droite ou sur sa gauche, on préférera ces deux déploiemens, parce qu'ils sont plus prompts que les précédens, et que le feu peut être successif ou simultané. Ainsi, lorsqu'une compagnie de voltigeurs sera formée à la gauche du bataillon, et qu'il s'agira de couvrir son front, elle se portera vingt ou vingt-cinq pas en avant par le flanc gauche et par file à droite, et se déploiera comme il vient d'être expliqué ci-dessus.

4.ᵉ Déploiement.

Pour se former sur la droite par file en bataille , en tirailleurs , on commandera :

1.º *Sur la droite par file* (à tant de pas), *formez la ligne.*

2.º *Marche* (ou pas de course), *marche.*

Au deuxième commandement, les files s'établiront sur la nouvelle ligne en suivant les mêmes principes que dans l'école de peloton, excepté qu'au lieu de se serrer coude à coude , elles s'espaceront à la distance prescrite.

Pour se former sur la gauche , on commandera :

Sur la gauche, par file, etc.

2

5.ᵉ Déploiement.

Marchant en colonne par section, la droite en tête, pour se déployer sur la droite en bataille, on commandera :

1.º *Face à droite* (à tant de pas), *formez la ligne.*

2.º *Colonne, guides à droite.*

3.º *Marche* (ou pas de course) *marche.* (Voyez pl. 2, fig. 1.ʳᵉ)

Au deuxième commandement, les guides se porteront à la droite des sections.

Au troisième, qui ne sera fait que trois ou quatre pas avant que la première section soit arrivée au point où elle devra appuyer sa droite, le chef de cette section préviendra sa première file de tourner à droite. Cette file tournera à droite et s'établira à côté du sous-officier de remplacement qu'on aura d'avance placé sur la ligne. Les autres files continueront à marcher devant elles ; huit, neuf ou dix pas après, selon l'intervalle prescrit ; la deuxième file tournera à droite, s'établira sur la ligne, et ainsi de suite jusqu'à la gauche de cette section.

Le capitaine établira les trois premières files pour servir de base d'alignement.

Aussitôt que la deuxième section aura dépassé la gauche de la première du nombre de pas déterminés, le chef de cette section préviendra la première file de tourner à droite. La seconde file ayant sa distance en fera autant et ainsi de suite jusqu'à la gauche de la section.

Les officiers de sections, qui doivent toujours suivre le mouvement, auront soin de rectifier les erreurs que pourraient commettre les files en tournant trop tôt ou trop tard.

Dès qu'une sèction sera déployée, son chef reprendra aussitôt sa place de bataille.

Si le peloton marchait en colonne la gauche en tête, on commanderait:

Face à gauche (à tant de pas), *formez la ligne.*

On déploiera par inversion d'après les mêmes principes.

6.ᵉ DÉPLOIEMENT.

Étant en colonne, pour se former en avant en bataille, on commandera :

1.º *Face en avant* (à tant de pas), *formez la ligne.*

2.º *Marche* (ou pas de course) *marche.* (Voyez pl. 2 , fig. 2).

Au deuxième commandément, la première section se déploiera à gauche d'après les principes du déploiement sur une des ailes ; la deuxième section tournera de suite à gauche , longera la première section , et quand elle sera à hauteur de sa gauche , plus l'intervalle d'une file , son chef la déploiera face à droite.

On se déploiera par inversion d'après les mêmes principes.

7.e DÉPLOIEMENT.

Marchant en colonne par section la droite en tête, pour se déployer face à gauche, mais sur le centre de la colonne (*Voyez pl.* 2 , *fig.* 3), l'on fera faire une contre-marche à la deuxième section qui se déploiera face à droite, tandis que la première opérera son mouvement face à gauche. L'on se déploierait de même face à droite par une contre-marche.

L'on voit que ces déploiemens sont prompts et d'une grande facilité d'exécution ; mais il faut que celui qui commande sache juger exactement à l'œil les distances ; sans quoi, ne pouvant prescrire aux files le juste intervalle qu'elles doivent prendre entr'elles pour ne donner à la ligne que l'étendue nécessaire, il s'en suivrait infailliblement un déploiement trop étendu ou trop resserré. Il est donc essentiel de s'exercer souvent à acquérir un coup-d'œil sûr, afin de ne commettre aucune erreur qui, dans plus d'un cas à l'armée, pourrait être funeste.

MARCHE EN BATAILLE.

La compagnie étant déployée, et le capitaine ayant donné un point de direction aux guides du centre, pour marcher en bataille, on sonnera :

En avant.

Les trois rangs partent successivement et forment trois lignes
parallèles à huit ou dix pas de
distance l'une de l'autre. Les
hommes de chaque ligne conservent en marchant l'intervalle qu'ils
avaient du côté du guide, et ceux
des deuxièmes et troisièmes lignes,
marchent dans les traces des hommes de la première.

S'il s'agit de combattre en avançant, on sonne :

Commencez le feu.

La première ligne s'arrête, fait
feu, et charge sur place (*a*), les

(*a*) Les hommes dans la position de coucher en joue présentant le flanc gauche à
l'ennemi, ne reviendront point face en tête
en passant l'arme à gauche, tel que le pres-

deux autres continuent à se porter en avant ; quand la deuxième a dépassé de vingt à trente pas la première, elle s'arrête à son tour, fait feu et charge de pied ferme ; la troisième fait de même à l'égard de celle-ci. Les hommes de la première ligne qui, dans ce moment, ont chargé, se portent de même en avant de la troisième, font feu, et chargent comme il a été dit. Chaque homme se porte ainsi successivement en avant, en ayant soin de ne pas trop déborder la ligne et de conserver à peu près du côté du guide le même intervalle (a).

crit la théorie ; ils s'éviteront par là un mouvement inutile.

(a) Afin que les files conservent plus aisé-

Les voltigeurs ne pouvant avoir le même degré d'adresse et de vivacité, quand un homme de la troisième ligne, je suppose, aura chargé, il n'attendra point pour se porter en avant que la ligne entière soit prête; les trois lignes ne se régleront les unes sur les autres que pour le premier feu seulement, mais les hommes de chaque file se régleront toujours entr'eux (*a*).

---

ment leur distance, l'homme de la seconde ligne passera à droite de son chef de file, rasant son coude; celui de la troisième passera à sa gauche. (*Voyez le chemin tracé par les hommes de chaque file, pl. 3, fig. 4*).

(*a*) Sur un champ d'exercice pour le coup-d'œil et pour plus d'ensemble, l'on

On ne saurait, surtout en combattant, exiger un parfait alignement intérieur, car la ligne sera
souvent en zig-zag ou demi-circu-
laire ; mais on tiendra beaucoup à
la conservation des distances, afin
d'éviter que la ligne ne se dégar-
nisse sur un ou plusieurs points,
tandis que les hommes s'agglomé-
reraient sur d'autres.

Les hommes se traverseront successivement au pas où la course (a),

---

peut exiger que chaque ligne ne s'arrête et
ne parte qu'avec son guide ; cela s'exécute
aisément.

(a) Afin de courir avec plus de facilité,
les voltigeurs saisiront leur arme de la main
droite à la première capucine, et la place-

selon la vivacité avec laquelle on poursuivra l'ennemi : ainsi, la vivacité des sonneries en indiquera la cadence (a).

Pour arrêter les tirailleurs et combattre de pied ferme, on sonnera :

Tenez bon.

Les hommes qui se trouvent en

---

ront horizontalement, le bout du canon en avant. On doit aussi faire relever le sabre à deux ou trois pouces au-dessus de la giberne, afin qu'il ne batte point sur les jambes.

(a) Comme le succès d'une attaque dépend souvent de sa vivacité, on peut abandonner la ligne des tirailleurs à toute son impétuosité. (*La Roche Aymon*).

avant s'arrêtent ; les autres serrent sur ceux-là, se placent tel qu'on l'a déjà expliqué, et continuent à faire feu. (*Voyez pl.* 4 , *fig.* 2).

Le premier rang tire droit devant lui ; le deuxième un peu oblique— ment à droite, et le troisième un peu obliquement à gauche. Ce prin- cipe ne saurait embrasser tous les cas, puisque les hommes ne doivent tirer que sur ce qu'ils voient, et si la fumée leur masque les objets, ils doivent tirer sur le groupe qui est à leur portée et d'où partent le plus de coups de feu.

Voulant faire cesser le feu, on sonnera :

Cessez le feu.

En combattant sur trois lignes,

on expose bien moins les hommes
que s'ils n'etaient que sur une seule,
puisque trois tirailleurs ainsi disposés ne présentent que le front
d'un. Tirant successivement, la ligne
n'est jamais dégarnie de feux ; les
hommes de chaque file guerroyant
ensemble, et étant, pour ainsi dire,
inséparables, sont naturellement
disposés à se porter au besoin un
mutuel secours : ils contractent une
union, il s'établit même entr'eux
une rivalité qui soutient parfaite-
ment leur moral et double leur
intrépidité.

On fait charger les soldats de
pied ferme, parce qu'ils le font avec
plus d'assurance et de promptitude
qu'en marchant, par conséquent le

feu en est plus vif et mieux soutenu ;
ils regagnent à la course et même
au-delà, le chemin qu'ils ont perdu.

ALLONGER LA LIGNE.

On allonge la ligne en espaçant
les files d'un plus grand nombre de
pas. Avant l'exécution de ce mouvement, le capitaine préviendra les
officiers de section du nombre de
toises dont on devra appuyer; ceux-
ci parcourront la ligne et préviendront les files de l'intervalle qu'elles
devront prendre en plus ; ils en
surveilleront l'exécution.

Si l'on sonne : *Allongez la ligne
à droite,* en se portant en avant,
la première file de gauche continuera à marcher devant elle. Si la

compagnie est de vingt files et que
la ligne doive s'allonger de quarante
pas, je suppose, les files prendront
chacune un intervalle de deux pas
de plus, gagnant diagonalement du
terrain à droite ; par conséquent
la deuxième file de gauche appuiera
de deux pas, la troisième de quatre,
la quatrième de six, et ainsi de
suite jusqu'à la première file de
droite, qui appuiera de quarante
pas.

Si ce mouvement s'exécutait de
pied ferme, les files feraient à
droite, excepté celle de gauche
qui ne bougerait, et s'espaceraient
du nombre de pas qu'on leur pres-
crirait, en suivant les principes du
déploiement à droite.

« Allonger la ligne à gauche, en marchant, ou de pied ferme, s'exécuterait d'après les mêmes principes.

ALLONGER LA LIGNE SUR LE CENTRE.

Soit que ce mouvement se fasse de pied ferme ou en marchant, il s'exécute sur les deux files du centre, en suivant les principes expliqués pour le déploiement central.

S'il s'agissait, sans employer la réserve et sans paraître déranger sa ligne, de déborder l'une ou les deux ailes de l'ennemi, ou de s'opposer à ce qu'il débordât les nôtres; dans le premier cas, pour allonger la ligne à droite, le sous-lieutenant, après avoir prévenu sa section du

3

mouvement qu'il va faire exécuter, commanderait :

Troisième ligne , sur l'aile droite en bataille , marche.

Cette ligne se transporterait à la course sur l'aile droite de sa section, s'y établirait, autant que possible, obliquement en avant, et les files s'espaceraient en ne se formant que de deux hommes chacune. Le sous-officier de remplacement suivrait ce mouvement et se placerait à l'extrême droite.

La troisième ligne s'établirait de même sur l'aile gauche de sa section au commandement de son chef respectif.

Si ces deux mouvemens s'exécutaient en même temps , le capitaine ferait le commandement général, les chefs de section le répéteraient et le mouvement s'opérerait.

On fait rentrer cette ligne à sa place de bataille, en commandant :

Troisième ligne, à votre place de bataille, marche.

Il est nécessaire parfois de diminuer la ligne ; à cet effet, l'on fait rentrer les files extérieures qui se réunissent à la réserve, ou que l'on transporte sur un autre point : on la diminue quelquefois aussi en retirant successivement les files jusqu'à extinction ; c'est ce qui se pratique dans le passage du défilé en retraite. Pour exécuter ce mouvement, quand le défilé correspond au centre de la ligne, le capitaine commande :

En arrière, par les deux ailes,
passez le défilé.

A ce commandement, les officiers
se portent à l'aile extérieure de leur
section, et répètent le commandement. La première file de chaque
aile commence son mouvement, et
se dirige à l'entrée du défilé où déjà
se trouve la réserve ; la deuxième file
ne commence le sien qu'après que
celle-ci l'a dépassée, et ainsi de
suite. Les officiers préviennent les
files au moment opportun, et ne
se retirent qu'avec les dernières
files du centre.

Les deux sous-officiers placés à
chaque aile restent à côté des chefs
de section, pour les aider à main-

tenir l'ordre et les remplacer en cas de besoin.

Si le défilé ne correspond pas au centre de la ligne, le mouvement commence par l'aile qui en est la plus éloignée.

Appuyer a droite ou a gauche.

On sonnera : *Appuyez à droite.*

Ou ——— *Appuyez à gauche.*

Si l'on est de pied ferme, les hommes feront à droite ou à gauche, selon le commandement, et marcheront par le flanc. Dans le premier cas, la droite sera conduite par le sous-officier de remplacement sur le point où elle doit se diriger; dans le second, elle le sera par le guide de gauche : les files suivront à peu près les traces de celles qui les précèdent, et conserveront l'intervalle qu'elles avaient étant de front, de manière que si la tête ralentissait le pas, les files le ralentiraient comme elle : elles se conformeront en tout à la vitesse ou à la lenteur de sa marche.

Si l'on voulait changer de direction par file, le capitaine ou l'officier de section qui aurait reçu ses ordres, indiquerait le nouveau point au sous-officier de remplacement ; ce sous-officier changerait alors de direction avec sa première file de droite, les autres continueraient à marcher devant elles jusqu'au point de conversion.

Pour remettre la ligne de front

et la faire combattre sur place, on
sonnera : *Tenez bon.*

Au lieu de rester sur place, si
l'on veut combattre offensivement,
on sonnera : *En avant* ; les files feront par le flanc droit ou le flanc
gauche, selon que la ligne sera par
le flanc, la droite ou la gauche en
tête. Les hommes combattront d'a-
près les principes expliqués pour les
feux dans la marche en bataille.

Si l'on marchait en bataille, au
lieu de faire par le flanc, les files
feraient un demi à droite ou un
demi à gauche, et appuieraient en
gagnant du terrain obliquement en
avant, en se conformant à la vitesse
de l'aile sur laquelle on appuie.

COMBATTRE EN RETRAITE.

Soit que l'on combatte de pied ferme, ou en avançant, au son de la retraite, la première ligne ou les hommes qui sont les premiers en avant, après avoir fait feu, se portent à la course à vingt-cinq ou trente pas en arrière de la troisième, font face en tête, se placent vis-à-vis leur file et chargent. Les hommes de la deuxième ligne, un instant après qu'ils ont été démasqués par ceux de la première, se portent de même à la course en arrière de cette ligne et chargent. Les hommes de la troisième ligne, qui, dans ce moment, est devenue la première, puisqu'elle a été démasquée par les deux autres, font feu à leur tour et se portent en arrière des deux autres, d'après les mêmes principes. Les trois lignes battent ainsi en retraite successivement, en ayant l'attention scrupuleuse de ne jamais tirer avant d'avoir été démasquées. Les officiers exigeront le plus d'ordre possible.

Dans cette retraite on a l'avantage d'avoir au moins le tiers de son feu en réserve sur toute la ligne (a).

Dans ce mouvement rétrograde, si l'ennemi poursuivait de trop près, pour l'arrêter dans sa marche et lui donner plus de circonspection, on

_____

(a) La ligne des tirailleurs ne doit jamais être à la fois dégarnie de feux.

La Roche-Aymon.

saisirait autant que possible le moment où les hommes de la troisième
ligne seraient en retraite les premiers, et l'on sonnerait :

Troisième ligne, ventre à terre.

A ce commandement, tous les
hommes indistinctement qui seraient
les premiers en retraite, se jette-
raient ventre à terre, les deux autres lignes continueraient dans le
même ordre, toujours en faisant
feu, leur marche rétrograde. L'ennemi n'étant plus qu'à quinze ou
vingt pas des hommes couchés à
terre, on sonnerait:

Commencez le feu.

La troisième ligne se relèverait
brusquement, ferait son feu à bout

portant et se retirerait précipitamment derrière les première et deuxième lignes qui au son des clairons, se seraient arrêtées pour la protéger.

Mais au lieu de continuer la retraite, si l'intention de celui qui commande était de reprende l'offensive, on sonnerait :

En avant.

La troisième ligne se releverait, ferait son feu, tandis que les deux autres se porteraient au grand pas de course au-delà de cette ligne, et feraient une décharge successive, tel qu'on l'a expliqué dans les feux en avançant. Il est probable que l'ennemi intimidé par ces deux attaques, vives et imprévues, lâcherait pied.

- Au *Tenez bon*, dans la retraite, les deux lignes qui se trouvent les premières en retraite, serrent sur celle qui est en avant.

Si l'on rencontrait des fossés sur son passage, ou quelqu'autre accident de terrain, il serait encore plus facile de tendre ce piége. On ne saurait en plaine faire coucher les trois lignes sans que l'ennemi ne s'en aperçût et ne pénétrât vos desseins.

CHANGEMENS DE FRONT.

Les changemens de front dans une action de tirailleurs, s'exécutent souvent naturellement, et rarement par commandement. Tous ces mouvemens, dans une école d'instruction, seront calqués sur ceux de l'ordonnance (*Ecole de bataillon*), c'est-à-dire , que les files arriveront successivement sur le nouveau front comme font les pelotons d'un bataillon , à la différence près qu'elles s'arrêteront d'elles-mêmes. Mais les changemens de direction remplissant le même but , je conseille de les adopter, afin de ne point trop multiplier les manœuvres et les sonneries que l'on doit simplifier le plus possible.

CHANGEMENT DE DIRECTION A DROITE.

A cette sonnerie, l'aile gauche prendra le pas de course et décrira un quart de cercle , le centre conservera le pas accéléré et la droite pivotera ; les files conserveront leurs distances du côté du pivot : la ligne cintrera. Quand l'aile marchante arrivera à la hauteur du point où elle doit appuyer ou correspondre, pour rester sur place, on sonnera : *Tenez bon*, ou les sonneries d'usage pour tout autre mouvement.

Le changement de direction à gauche ne diffère en rien de ces principes d'exécution.

Les changemens de direction sur le centre ou sur toute autre file intérieure, s'exécuteraient en faisant faire préalablement face en arrière à la section ou fraction de section qui devrait faire un mouvement rétrograde, et l'on sonnerait l'un des deux commandemens ci-dessus, selon que l'aile droite devrait se porter en arrière ou en avant.

Pour faire reposer, sur un champ d'exercice, la ligne des tirailleurs sans la rallier, on fera former les faisceaux par trois, à l'endroit où chaque file se trouve; on exigera que les hommes restent à côté de leurs armes.

DES RALLIEMENS.

———◆———

RALLIEMENT CENTRAL.

A cette sonnerie, la section de droite fait à gauche; celle de gauche, à droite, excepté la première file de cette section qui ne bouge point. Les hommes les plus près du centre peuvent se rallier au grand pas , mais les autres à la course. Les hommes des deuxième et troisième rangs doivent serrer de suite sur le premier.

Les sous-officiers placés au centre, sortent de la ligne et veillent à ce que les premières files se rallient en ordre ; ils reprennent ensuite, en serre-file, leurs places de bataille.

RALLIEMENT A DROITE.

Je suppose que la droite des tirailleurs appuie à un bois, un ruisseau, un ravin, etc., et qu'il faille se rallier promptement pour éviter une charge de cavalerie, on sonnera de préférence le ralliement à droite, parce que l'on a sur ce point des obstacles naturels qui mettent à couvert.

Les soldats font par le flanc droit et se rallient à la course, tel qu'il a été expliqué pour le ralliement central. Le sous-officier de remplacement est, dans ce cas, chargé de rallier les premières files.

Le ralliement à gauche s'exécute d'après les mêmes principes.

RALLIEMENT SUR LES DEUX AILES.

Le ralliement préférable pour démasquer promptement le front d'un bataillon, est le ralliement sur les deux ailes; les clairons se transportent vivement, d'après l'ordre qu'on leur en donne, aux ailes de leurs sections respectives, et sonnent : le

4

premier, ralliement à droite, le second, ralliement à gauche. Les voltigeurs font à droite et à gauche,
et se rallient sur la file extérieure
de leur section, en suivant les principes des autres ralliemens.

La première section rentre à sa
place de bataille par derrière la
droite du bataillon.

Sur un champ de bataille, les
hommes qui n'auraient pas le temps
de rejoindre leur section, se for-
meraient par petits pelotons dos à
dos, tireraient de toutes parts, et
seraient dans la plaine comme autant
de boules de feu.

Dans les exercices, on désignera
souvent cinq à six points de réunion,
çà et là sur la ligne. Au ralliement,

chaque homme se transportera vivement sur le point le plus près de
lui ; à un signal convenu, les hommes
en retard se coucheront (*a*). Tous
ces groupes étant censés dégagés
de la cavalerie, le capitaine commandera : *Déployez la ligne.*

A ce commandement, répété par
les chefs de section, chaque peloton
se déploiera sur son centre.

(*a*) Un ancien sergent de voltigeurs,
actuellement au 9.e régiment de ligne, se
débarrassait fort adroitement de son cavalier;
il feignait de fuir, le cavalier le chargeait, et
quand il le sentait derrière lui près à l'at—
teindre, il faisait lestement un crochet à
gauche, et lâchait son coup de feu dans le
dos du cavalier qui n'avait pu s'arrêter assez
tôt pour ne pas le dépasser.

On sonnera les mêmes commandemens pour se rallier en arrière de la ligne. Si le ralliement est central, la réserve sera le point de réunion. Les sous-officiers, guides au centre, prévenus d'avance, entraîneront les files qui leur sont voisines, les autres suivront leur mouvement en se resserrant sur elles le plus promptement possible. (*Voyez le ralliement en quarré, pl.* 4, *fig.* 3). Si le ralliement est en arrière de l'une des deux ailes, la réserve s'y transportera à la course, à moins qu'elle ne soit utile ailleurs pour protéger le ralliement.

Tous ces ralliemens se font avec une promptitude extrême et avec beaucoup d'ordre, parce que les hommes, n'etant point éparpillés au hasard, retrouvent naturellement leurs places de bataille.

Dispositions contre la cavalerie.

Une section seulement, voulant résister à une charge de cavalerie, se formera en cercle sur son centre en arrière à droite et à gauche; mais afin que les hommes des trois rangs soient également serrés, des trois sous-officiers de la section, deux se placeront au premier rang et l'autre au second. Dans les feux, le premier rang mettra genou en terre, en se fendant en arrière comme dans les feux de peloton: chaque homme appuiera sa crosse contre le genou droit, saisira son

arme à deux mains à la première capucine, posera son coude sur la
cuisse gauche, portera le haut du
corps en avant, et tiendra la bayon-
nette à la hauteur la plus convena-
ble. Le premier rang formera ainsi
une fraise autour du cercle.

Avec une compagnie entière, on
doublera les sections à un pied et
demi de distance ; on fera des six
sous-officiers deux files avec les-
quelles on bouchera les intervalles.
Les deux files de droite et de gauche
des second et troisième rangs de
chaque section feront front sur leur
flanc, de manière qu'on aura six
files de front sur les première et
quatrième faces et cinq sur les deux
autres ; le premier rang mettra

genou à terre comme dans les feux
du cercle; les clairons se coucheront
sous les bayonnettes. (*Voyez pl.* 4,
fig. 3).

Si l'on ne commande point le feu
par rang, qui dans ce cas est préférable à tous les autres, celui de
deux rangs commencera par la droite
et le centre de chaque face attaquée,
parce que le feu doit être presque
simultané. Le premier rang ne tirera
qu'à la dernière extrémité, et reprendra sans charger sa position
primitive.

Avec deux compagnies on doublera les pelotons, et les douze sous-
officiers boucheront les intervalles.
Mais avec trois ou quatre com-

pagnies on formera le quarré simple
de l'ordonnance.

Ce n'est point la continuité du
feu qui arrête une charge de cavalerie, c'est le premier ou le second feu tout au plus; si elle ne
l'est point par ces deux décharges,
les chevaux seront déjà sur les
bayonnettes. Il faut donc que les
hommes que l'on a en réserve,
ne tirent qu'à bout touchant. On
doit d'autant plus ménager les feux
de tout le peloton, ne tirer qu'à
propos et avec le plus grand sang-
froid, que si la première charge
est repoussée, il est probable qu'on
en aura bientôt une seconde à
essuyer. Si l'officier de cavalerie
a de l'expérience, il ne manquera

pas d'ordonner les charges suc-
cessives qui sont les plus dange-
reuses et les seules susceptibles
de réussir, toutefois, du moins,
que l'infanterie pèche par trop de
précipitation, de défaut d'ordre,
ou qu'elle se démoralise en per—
dant le sentimént de sa force.

DEUXIÈME PARTIE.

Application des principes précédens en pays couverts.

Les tirailleurs se déploieront en pays couvert comme en plaine, avec cette seule différence que les hommes des deuxième et troisième rangs se placeront dans les inter-valles à gauche de leur chef de file. (*Voyez pl.* 4, *fig.* 4.)

Passant de la plaine en pays couvert, si la ligne des tirailleurs arrive par derrière une haie, une muraille, une route bordée d'ar-bres, etc., et qu'elle doive s'y ap-puyer, au *Tenez bon,* les hommes

s'établiront tel qu'on vient de l'ex-
pliquer ci-dessus (*Voyez pl.* 3,
fig. 2); ils tireront à travers les
obstacles qui laissent assez de jour
pour entrevoir les objets, appuie-
ront le bout du canon pour viser
avec plus de justesse, et se couvri-
ront en chargeant de manière à ne
laisser aucune prise à l'ennemi.

Dans les combats offensifs, les
tirailleurs se traverseront successivement comme en plaine; ils se
glisseront légèrement d'obstacles en
obstacles pour se dérober autant
que possible à la vue de l'ennemi,
tireront et chargeront à couvert et
ne se reporteront en avant qu'ayant
leurs armes chargées. (*Voyez le
mouvement qui s'est opéré depuis*

la fig. 2, *pl.* 3, *jusqu'à la* 3.*e posi-*
tion au-delà du ruisseau).

Dans les mouvemens de retraite,
au contraire, ils iront s'embusquer
et charger en arrière de la ligne,
resteront là jusqu'à ce qu'ils soient
démasqués par les hommes qui les
précèdent, et tireront presqu'à coup
sûr sur l'assaillant qui s'élance à leur
poursuite.

Dans tous les cas, devant conserver intacte la chaîne des tirailleurs, ils ne perdront point de
vue les files qui les avoisinent. Si,
dans l'inobservance de ce principe,
il se trouvait des ouvertures qui
pourraient donner à l'ennemi l'oc-
casion de couper la ligne, les tirailleurs, s'apercevant de la faute

qu'ils auraient commise, la répa-
reraient promptement sans attendre
l'ordre de leur chef.

Dans les bois, ils redoubleront
de précautions, ils ne tireront qu'à
droite de l'arbre qui les couvre. Si
le bois est épais, les files ne pouvant se voir seront attentives au
bruit des armes, afin de suivre sans
craindre de trop s'isoler, le mouvement général.

Les vignes ainsi que les brous-
sailles masquant les tirailleurs sans
les mettre à l'abri des balles, ils
se traverseront en se courbant près
de terre, changeront souvent de
place après avoir tiré, mais sans
sortir de l'intervalle qui sépare les
files.

S'ils s'emparent de mamelons, ils en couronneront les hauteurs, laissant les intervalles vides sans redouter un ennemi qui, s'il osait s'y jeter, payerait cher sa témérité. (*Voyez pl.* 3, *fig. K*).

Les mouvemens de flanc, ceux d'allonger la ligne et les changemens de direction ne sauraient varier dans leurs principes d'exécution.

Dans les exercices en plaine, il est évident que si les tirailleurs ont été bien pénétrés du principe des ralliemens, en pays couvert ils ne seront jamais embarrassés pour savoir la direction qu'ils doivent suivre pour retrouver le centre et les ailes; avantage qu'ils n'auraient pas si l'on se fut déployé sans aucune méthode.

C'est en se traversant que les tirailleurs courent le plus de dangers; il est donc urgent, dans une école d'instruction, de les habituer à franchir lestement et sans hésiter, les fossés, les murailles; à passer les ravins, les ruisseaux; à traverser les rivières; à gravir les rochers, les montagnes. C'est ainsi qu'on les préparera à remplir dignement le rôle qui leur est confié, et qu'ils seront à même d'atteindre dans toutes les circonstances le but de leur institution.

———

Les mouvemens précédens peu-

vent s'appliquer aisément à un bataillon. S'il est formé en bataille,
pour le déployer en avant sur son
centre, les grenadiers, les troisième et sixième pelotons étant
désignés pour former la réserve,
le chef de bataillon commandera :

1.º *En avant, formez la ligne.*

2.º *Marche.* (Voyez pl. 5, fig. 2).

Au premier commandement, les
capitaines se porteront au centre de
leurs pelotons, et les préviendront
de ce qu'ils ont à faire. Au deuxième, le troisième peloton ne bougera. Le quatrième se déploiera
en avant sur son centre, son chef
l'arrêtera dès qu'il sera déployé.
Le premier et le deuxième se porteront par trois quarts de con-

version diagonalement vers l'aile droite, et se déploieront face à gauche, en arrivant à la hauteur de l'aile droite des tirailleurs qui les précèdent. Les grenadiers se porteront par le flanc droit à cent pas derrière le centre de ces deux pelotons.

Le cinquième peloton et les voltigeurs ayant fait trois quarts de conversion à gauche, se déploieront face à droite au moment opportun, et le sixième se portera par le flanc gauche en réserve à la distance prescrite derrière le centre de cette division.

Si l'on ne veut point arrêter la ligne pour achever le déploiement, le quatrième peloton continue à se

5

porter en avant au pas accéléré, tandis que les pelotons qui doivent entrer en ligne se déploient au pas de course en rabattant beaucoup plus à droite et à gauche.

Le feu peut être successif ou simultané.

Si la colonne est à demi-distance ou serrée en masse, au premier commandement les chefs des pelotons du demi-bataillon de droite, feront faire à droite, ceux du demi-bataillon de gauche, à gauche. La réserve sortira promptement de la colonne, les grenadiers et la sixième compagnie au pas de course, pour se diriger vers l'aile droite et l'aile gauche. La troisième s'arrêtera dès qu'elle sera hors de la colonne. Au

commandement de *marche*, la quatrième exécutera promptement son
déploiement central en avant. La
première démasquera la deuxième
au pas de course et se formera en
ligne ainsi que cette compagnie
pour se déployer face à gauche.
La cinquième et les voltigeurs se
formeront en ligne et se déploieront face à droite. Les trois compagnies de réserve se placeront tel
qu'on l'a prescrit.

La colonne d'attaque se déploiera
par les mêmes commandemens. La
troisième compagnie ne bougera.
La quatrième fera son déploiement
central en avant, et les autres compagnies qui doivent entrer en ligne,
étant sorties de la colonne par le

flanc droit et le flanc gauche, se formeront en ligne, pour se porter diagonalement au point où elles doivent se déployer. Les grenadiers et la sixième se portent à leurs places de bataille par le flanc.

Pour se déployer face à gauche sur le centre de la colonne, l'on commandera :

1.º *Face à gauche, sur le centre, formez la ligne.*

2.º *Marche.*

Au premier commandement, les compagnies de réserve sortiront de la colonne par le flanc droit. La cinquième et les voltigeurs feront contre-marche. Au deuxième commandement, la colonne se mettra en marche, la quatrième commençant son déploiement face à gauche, et la cinquième face à droite ; les autres se déploieront ainsi successivement.

Si l'on se déployait face à droite, la réserve sortirait de la colonne par le flanc gauche.

L'on peut se déployer ainsi sur telle ou telle compagnie.

DES RALLIEMENS.

L'on se ralliera dans le même ordre de bataille que l'on avait précédemment, à moins que le chef de bataillon n'établisse dans un ordre contraire les trois compagnies centrales.

Comme il serait presqu'impossible de rallier en une seule masse un bataillon chargé par la cavalerie, au rappel, suivi d'un roulement, le bataillon se formera ainsi qu'il suit : la quatrième compagnie se ralliera promptement sur son centre ; les deuxième et cinquième se rallieront en potence sur ses flancs, et la troisième en réserve au grand pas de course ira fermer le carré. Les grenadiers feront de pied ferme une demi-conversion à gauche, la sixième une demi-conversion à droite ; la première et les voltigeurs se rallieront derrière elles, de manière

que l'on aura trois carrés proté-
geant leurs angles réciproque-
ment (a).

Si la cavalerie menaçait plus les
ailes que le centre des tirailleurs,
les grenadiers feraient une demi-
conversion à droite, et la sixième
une demi-conversion à gauche.
(*Voyez pl.* 5, *fig.* 1).

(a) Ces déploiemens et ces ralliemens
sont faciles, puisque les compagnies ont
toujours les mêmes mouvemens à faire.
(*Voyez pl.* 5, *fig.* 1 *et* 2).

BATTERIES

Pour exercer les compagnies du centre aux manœuvres des volti- geurs.

Pour se porter en avant, une re- prise du pas accéléré.

Pour commencer le feu, un coup de baguette, plus, deux coups de baguettes précipités.

Tenez bon, ou combattre de pied ferme, un quart de reprise aux champs.

Cesser le feu, un roulement.

Appuyer à droite, deux demi- reprises aux consignés.

Appuyer à gauche, battre aux consignés avec trois coups de charge.

Changement de direction à droite, aux drapeaux.

Changement de direction à gauche, aux drapeaux, plus, trois coups de baguettes.

Ralliement central, le rappel.

Ralliement à droite, le rappel, plus, deux coups doubles.

Ralliement à gauche, le rappel, plus, quatre coups de baguette.

Pas de course, la charge.

Pour faire coucher une ligne à terre, la dernière reprise de la générale.

En retraite, la retraite.

F I N.

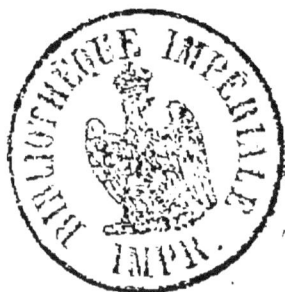

Fig. 1.

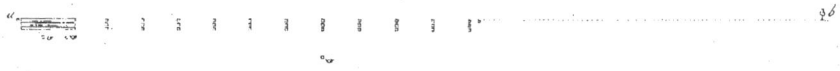

Fig. 2.

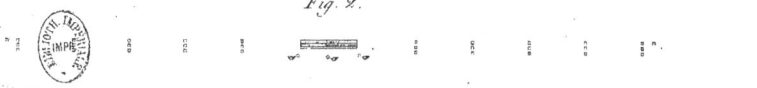

Fig. 3.

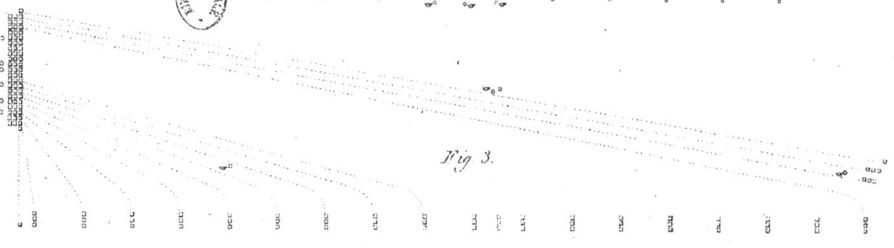

Planche 2. bis.

Fig. 4. déploiement d'une Comp.ie de 24 files face à droite.

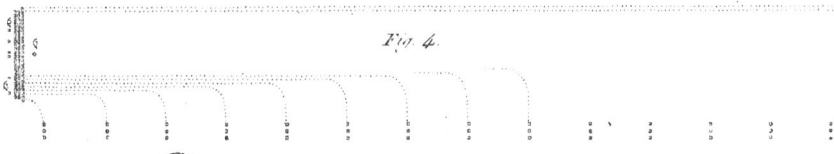

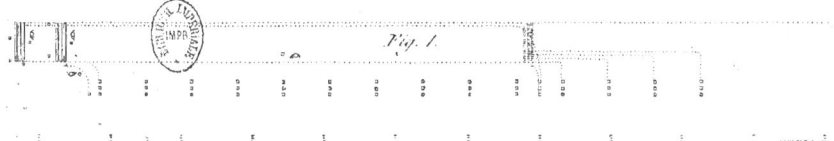

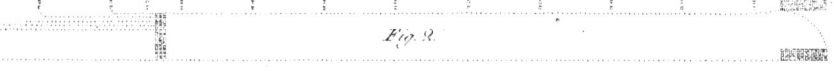

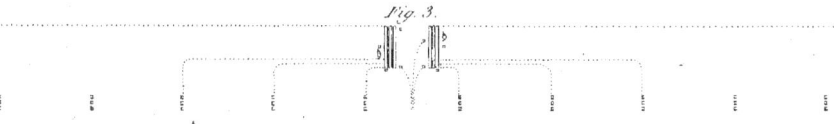

Fig. 4.

Fig. 1.

Fig. 2.

Fig. 3.

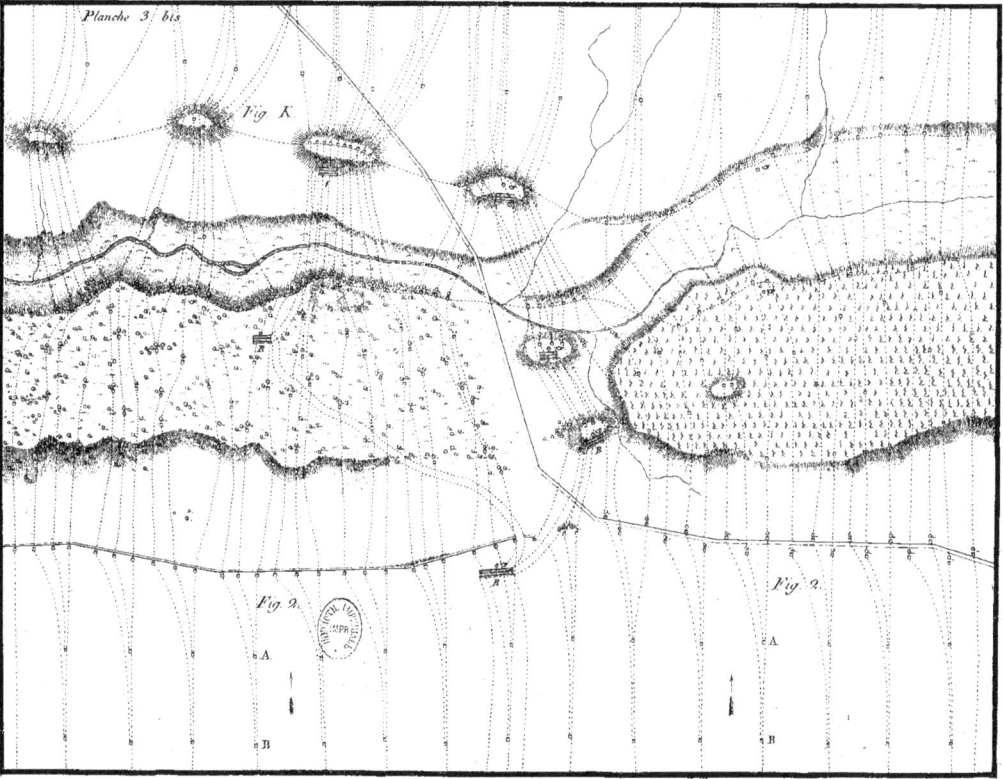

Fig. K.

Fig. 2.

Fig. 2.

EXPLICATION

DE LA PLANCHE 4.

Fig. 3. *A.* Suite du mouvement en plaine. (*Voyez la planche précédente*).

B. Combat de pied ferme.

R. Ralliement en carré. Le capitaine a fait placer préalablement les trois files de gauche de la première section en réserve en *c,* les trois files de droite de la deuxième en *d,* pour tracer le carré et servir de base de ralliement aux sections dont elles font partie.

Fig. 4, *F.* Compagnie se déployant face à droite, mi-partie en pays couvert, et mi-partie en plaine, laissant les six files du centre, ou la deuxième section en réserve.

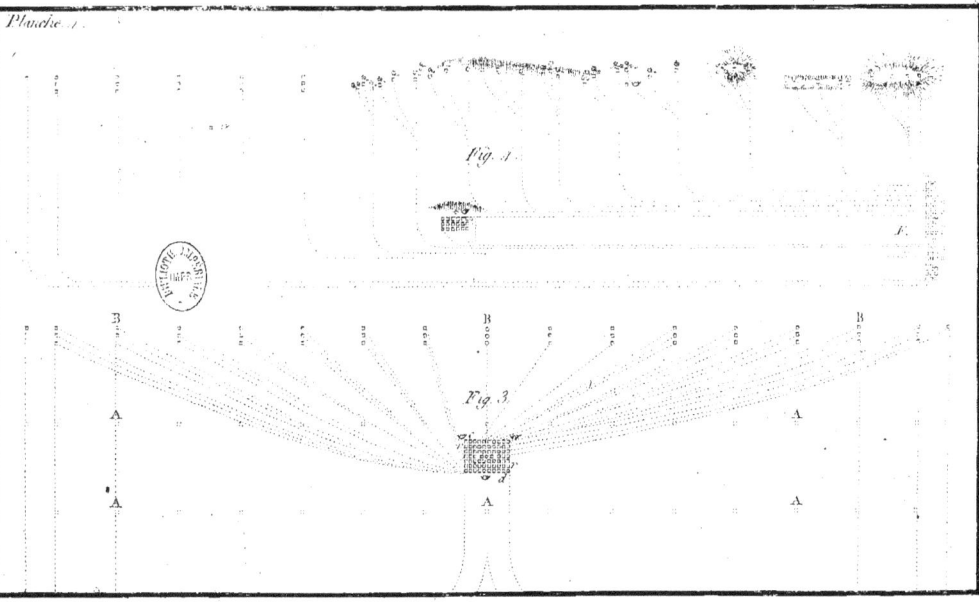

Fig. 1.

Fig. 3.

Fig. 2.

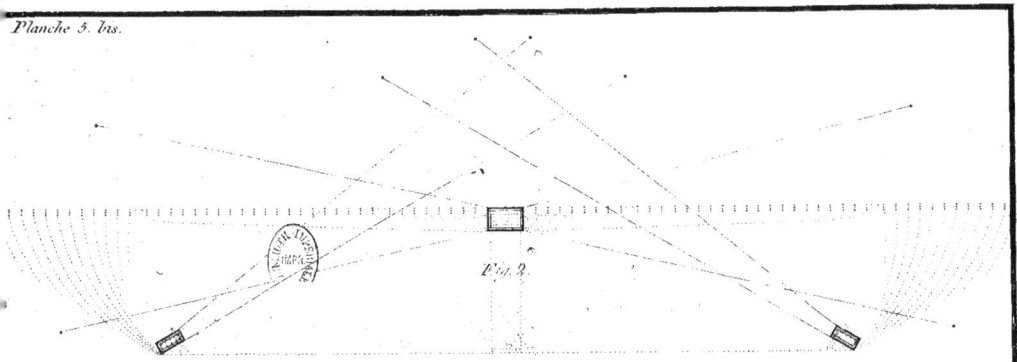

Bat.^{on} se déployant en avant sur son centre.

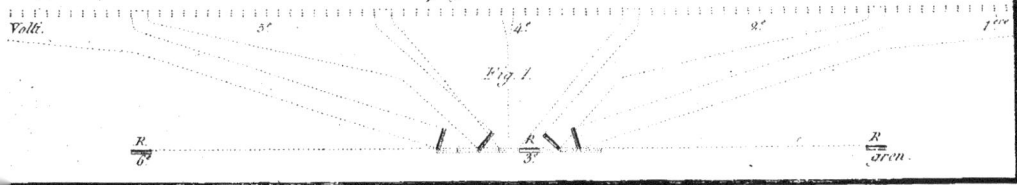

Volti.

3.^e

4.^e

2.^e

1.re

Fig. 1.

$\dfrac{R}{6}$

$\dfrac{R}{3}$

$\dfrac{R}{5ren}$

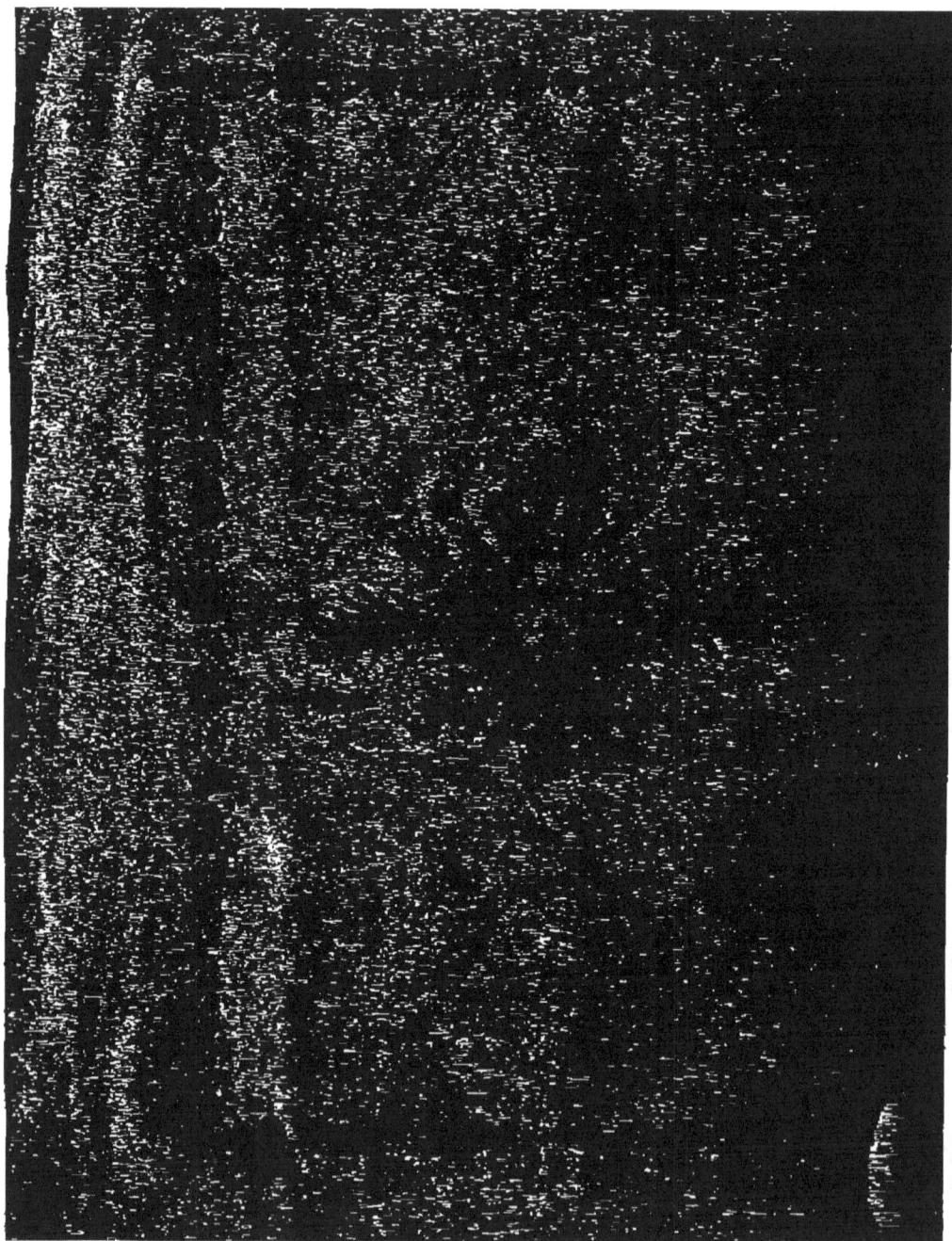

www.ingramcontent.com/pod-product-compliance
Lightning Source LLC
Chambersburg PA
CBHW050602210326
41521CB00008B/1079